Aviso Legal

Todo o material contido neste livro é fornecido apenas para fins educacionais e informativos. Nenhuma responsabilidade pode ser assumida por quaisquer resultados ou resultados resultantes do uso deste material. Embora tenham sido feitas todas as tentativas para fornecer informações precisas e eficazes, o autor não assume nenhuma responsabilidade pela precisão ou uso / uso indevido dessas informações

ÍNDICE

INTRODUÇÃO

A Jornada para um Abdômen Definido

CAPÍTULO 1 - CULTIVANDO UMA MENTALIDADE POSITIVA

A Importância da Mentalidade

Estabelecendo Metas Realistas

Superando Desafios Mentais

CAPÍTULO 2 - ESTILO DE VIDA EQUILIBRADO: A BASE DO SUCESSO

A Transformação através do Estilo de Vida

Sono Adequado e Gerenciamento do Estresse

Hidratação e Bem-Estar Geral

CAPÍTULO 3 - ALIMENTAÇÃO EQUILIBRADA PARA UM ABDÔMEN DEFINIDO

Nutrientes Essenciais para a Saúde

Escolhas Inteligentes de Alimentos

Estratégias para Compras Conscientes

CAPÍTULO 4 - TREINANDO PARA UM ABDÔMEN DEFINIDO

Tipos de Exercícios Abdominais Eficazes

Treinamento de Resistência para Força Global

Cardio: Variedade e Benefícios

CAPÍTULO 5 - RECUPERAÇÃO: O PAPEL ESSENCIAL DO DESCANSO

A Importância da Recuperação

Estratégias para Descanso Adequado

Prevenção de Lesões

CAPÍTULO 6 - EXEMPLOS DE TREINOS E PLANO ALIMENTAR

Um Guia Prático para um Dia Equilibrado

Exemplos de Treinos Semanais Variados

Refeições Saudáveis e Nutritivas

CONCLUSÃO

Celebrando Conquistas e Compromissos

Um Futuro de Saúde e Bem-Estar

AGRADECIMENTOS FINAIS

Reconhecendo o Progresso e o Apoio

INTRODUÇÃO

Seja bem-vindo a uma jornada transformadora em busca do corpo que você sempre desejou. Se você já se pegou admirando a definição abdominal dos modelos fitness ou sonhou em vestir aquela roupa que destaca um abdômen esculpido, saiba que você não está sozinho. A busca por um abdômen definido é um objetivo compartilhado por muitos, e este livro está aqui para guiá-lo através dos passos necessários para alcançar esse objetivo de forma realista e sustentável.

O caminho para um abdômen definido não é apenas sobre séries intermináveis de abdominais ou dietas restritivas que deixam você faminto e insatisfeito. É sobre compreender os princípios fundamentais que sustentam a conquista desse objetivo e integrá-los em sua vida cotidiana. Este livro não promete resultados instantâneos, mas sim uma abordagem equilibrada que se concentra na mudança gradual de hábitos, na nutrição adequada, no exercício inteligente e na recuperação adequada.

Ao longo deste livro, exploraremos diversos aspectos cruciais para conquistar um abdômen definido. Você aprenderá a banir a negatividade e cultivar a mentalidade certa para alcançar seus objetivos. Descobrirá a importância de uma mudança de estilo de vida holística em sua busca pela definição abdominal. Vamos explorar como uma alimentação saudável desempenha um papel crucial, como fazer compras de maneira inteligente para apoiar suas metas e como escolher o exercício aeróbico e de resistência mais adequado para suas necessidades.

Este livro não se trata apenas de alcançar uma estética desejável, mas também de promover a saúde e o bem-estar geral. Afinal, um abdômen definido é o resultado de uma abordagem completa que não apenas molda seu corpo, mas também fortalece sua mente e espírito.

Portanto, prepare-se para embarcar nessa jornada empoderadora em direção a um abdômen definido. Lembre-se de que o sucesso não é medido apenas pelo destino, mas pela jornada que você faz para chegar lá.

Vamos começar a construir um caminho sustentável e eficaz em direção ao abdômen que você merece.

Capítulo 1: Fundamentos da Alimentação Equilibrada

Opte por uma dieta rica em nutrientes

A complexidade da vida moderna frequentemente nos leva a buscar soluções rápidas para nossas necessidades alimentares. No entanto, a chave para uma saúde duradoura e um peso equilibrado reside em uma abordagem mais profunda e fundamentada: a adoção de uma dieta rica em nutrientes. Neste capítulo, mergulharemos nos detalhes desse princípio essencial, explorando os inúmeros benefícios de priorizar alimentos naturais e não processados em nossas escolhas diárias.

Os Benefícios dos Nutrientes

Os nutrientes são os blocos de construção da nossa saúde. Vitaminas, minerais, proteínas, carboidratos e gorduras são essenciais para uma série de funções vitais em nosso corpo. As vitaminas, como a vitamina C e a vitamina D, desempenham papéis cruciais no sistema imunológico, enquanto os minerais, como o cálcio e o magnésio, são vitais para a saúde óssea e a função muscular. As proteínas são responsáveis pela construção e reparo dos tecidos, enquanto os carboidratos fornecem a energia necessária para as atividades diárias.

A Importância dos Alimentos Não Processados

A modernização da indústria alimentar trouxe consigo uma infinidade de produtos convenientes e atraentes. No entanto, muitos desses alimentos processados tendem a ser ricos em calorias vazias, açúcares adicionados, gorduras trans e sódio em excesso. Optar por alimentos naturais e não processados é uma estratégia inteligente para garantir que estamos nutrindo nosso corpo da maneira mais completa possível.

Explorando as Cores do Arco-Íris

Uma das maneiras mais simples e eficazes de garantir uma dieta rica em nutrientes é preenchendo nosso prato com uma variedade de cores. Frutas e vegetais coloridos são frequentemente ricos em antioxidantes, compostos que ajudam a combater o estresse oxidativo e a inflamação no corpo. Os flavonoides encontrados em frutas vermelhas, por exemplo, têm sido associados à melhoria da saúde cardiovascular e à prevenção de doenças crônicas.

Proteínas Magras para Sustentação

As proteínas são os alicerces do nosso corpo. Optar por fontes magras de proteína, como peito de frango, peixe, tofu e leguminosas, não apenas ajuda na construção de músculos, mas também proporciona saciedade duradoura. As proteínas também têm um efeito térmico mais alto em comparação com gorduras e carboidratos, o que significa que o corpo queima mais calorias durante a digestão de proteínas.

Abraçando os Grãos Integrais

Quando se trata de carboidratos, os grãos integrais são as estrelas. Ao contrário dos grãos refinados, como o arroz branco e a farinha branca, os grãos integrais retêm a camada externa do grão, rica em fibras, vitaminas e minerais. Isso resulta em uma liberação de energia mais gradual, evitando os picos e quedas de açúcar no sangue. Aveia, quinoa, cevada e arroz integral são excelentes opções de grãos integrais.

Navegando nas Gorduras Saudáveis

Gorduras não são inimigas; na verdade, elas são essenciais para nossa saúde. As gorduras saudáveis, como aquelas encontradas em abacates, nozes, sementes e azeite de oliva, são cruciais para a absorção de vitaminas lipossolúveis (A, D, E, K) e para a função cerebral. Além disso, essas gorduras ajudam a manter a saciedade, evitando excessos.

Confrontando os Vilões Alimentares

Enquanto nos esforçamos para abraçar os alimentos nutritivos, também é vital evitar os vilões alimentares que podem minar nossos esforços. Açúcares refinados, presentes em doces, bebidas açucaradas e alimentos processados, podem causar flutuações nos níveis de açúcar no sangue e contribuir para o ganho de peso. As gorduras trans, frequentemente encontradas em produtos industrializados, estão associadas a doenças cardíacas e inflamação crônica.

Domando o Poder do Sal

O sódio é uma parte essencial da nossa dieta, mas o excesso de sal pode levar a problemas de pressão arterial e retenção de líquidos. Evitar alimentos excessivamente salgados e optar por temperos naturais e ervas pode ser uma abordagem mais saudável.

Conclusão

À medida que exploramos os pilares da alimentação equilibrada, fica claro que a escolha por uma dieta rica em nutrientes vai além de simplesmente contar calorias. É uma abordagem que abraça a complexidade dos nutrientes e a importância dos alimentos naturais e não processados. No próximo capítulo, mergulharemos nos aspectos práticos da implementação dessas diretrizes em nossa vida cotidiana, permitindo-nos aproveitar os benefícios de uma alimentação equilibrada de maneira realista e sustentável.

CAPÍTULO 2 - Transformando Hábitos: O Caminho para um Abdômen Definido

Ao abraçar a jornada em direção a um abdômen definido, torna-se evidente que o segredo não reside em soluções rápidas e temporárias, mas sim na transformação de hábitos duradouros. Neste capítulo, mergulharemos profundamente na importância de uma mudança de estilo de vida holística como base para alcançar seu objetivo de definição abdominal. Compreender o papel da mentalidade, do planejamento de metas realistas, da consistência, da educação e do apoio social é essencial para navegar com sucesso nesse caminho.

Reformulando sua Mentalidade para o Sucesso

Antes de se aventurar na jornada de transformação física, é crucial reformular sua mentalidade. Banir a negatividade destrutiva e cultivar a crença firme de que você é capaz de alcançar seus objetivos é o primeiro passo para o sucesso. A mente desempenha um papel poderoso em determinar os resultados; portanto, desenvolver autoconfiança e auto compaixão é vital. A prática da visualização positiva e da afirmação pode ajudá-lo a superar os desafios ao longo do caminho.

Definindo Objetivos Realistas para Progresso Sustentável

Estabelecer metas realistas é essencial para manter a motivação e evitar frustrações. A obtenção de um abdômen definido é uma jornada contínua, e definir metas de curto e longo prazo ajuda a manter o foco e celebrar conquistas ao longo do caminho. Além disso, essas metas podem ser ajustadas conforme sua progressão, permitindo que você se adapte a novos desafios e circunstâncias.

Mudança de Estilo de Vida Holística para Equilíbrio Total

A conquista de um abdômen definido não se trata apenas de exercícios e alimentação. É uma transformação de estilo de vida holística que abrange aspectos como sono, gerenciamento de estresse e recuperação. O sono adequado é fundamental para a regulação hormonal, a recuperação muscular e a saúde mental. Práticas como meditação, ioga e técnicas de relaxamento contribuem para o equilíbrio emocional, o que pode influenciar positivamente seus resultados físicos.

Consistência: A Chave para Resultados Duradouros

Em qualquer jornada de transformação, a consistência é essencial. Não se trata apenas de fazer escolhas saudáveis ocasionalmente, mas de incorporar hábitos saudáveis em sua rotina diária. O progresso constante, mesmo que seja gradual, é mais valioso do que mudanças drásticas que não possam ser mantidas a longo prazo. A consistência é o que cria um padrão de comportamento saudável que se torna parte integrante de quem você é.

Educação e Apoio: Capacitando-se para o Sucesso

Adquirir conhecimento sobre os princípios da nutrição e do exercício é fundamental para tomar decisões informadas. A educação sobre como seu corpo funciona e como diferentes alimentos e atividades afetam seus resultados ajuda a aprimorar suas escolhas. Além disso, buscar apoio social pode ser uma ferramenta poderosa para manter a motivação. Compartilhar sua jornada com amigos, familiares ou grupos de apoio pode proporcionar incentivo e responsabilidade.

Superando Barreiras Mentais: Resiliência na Jornada

A jornada para um abdômen definido não está isenta de desafios e obstáculos mentais. Identificar e enfrentar essas barreiras é crucial para o sucesso. Autoconhecimento e auto compaixão são fundamentais. À medida que você enfrenta dúvidas, medos e frustrações, lembre-se de que esses sentimentos são normais. A superação dessas barreiras é o que o levará mais perto de seu objetivo.

Conclusão

Transformar seus hábitos é um elemento central na busca por um abdômen definido. A mudança de estilo de vida holística não apenas moldará seu corpo, mas também fortalecerá sua mente e espírito. No próximo capítulo, mergulhamos fundo na importância da nutrição e da escolha dos alimentos certos para nutrir seu corpo e apoiar seus objetivos de definição abdominal.

CAPÍTULO 3 - Nourish para Flourish: Estratégias de Alimentação para um Abdômen Definido

Enquanto você embarca nessa jornada rumo a um abdômen definido, é fundamental entender que a alimentação desempenha um papel fundamental no seu sucesso. Este capítulo explora a importância de escolher os alimentos certos para nutrir seu corpo, apoiar sua energia e promover a definição abdominal. Através de estratégias de alimentação inteligentes, você estará construindo a base sólida necessária para alcançar seus objetivos.

A Ciência da Alimentação para um Abdômen Definido

A alimentação não é apenas combustível; é uma ferramenta para moldar seu corpo e alcançar uma definição muscular impressionante. Optar por alimentos ricos em nutrientes, como vegetais, frutas, proteínas magras e gorduras saudáveis, fornece ao seu corpo os blocos de construção necessários para a recuperação pós-treino, o desenvolvimento muscular e a queima de gordura. Além disso, entender a relação entre calorias consumidas e calorias gastas é fundamental para criar um déficit calórico saudável para a perda de peso.

A Magia das Proteínas para a Definição Muscular

As proteínas são a pedra angular de qualquer plano alimentar voltado para a definição muscular. Elas não apenas auxiliam na recuperação muscular pós-treino, mas também mantêm a saciedade, o que é essencial para evitar excessos. Incluir fontes magras de proteína, como peito de frango, peixe, ovos e leguminosas, ajuda a promover a manutenção e o crescimento muscular enquanto apoia seus objetivos de perda de peso.

Carboidratos Inteligentes para Energia Sustentável

Os carboidratos fornecem a energia necessária para suas atividades diárias e exercícios. No entanto, nem todos os carboidratos são iguais. Optar por carboidratos complexos, como grãos integrais, leguminosas e vegetais ricos em fibras, ajuda a manter níveis estáveis de açúcar no sangue e evita picos de energia seguidos por quedas bruscas. Isso é crucial para manter a energia ao longo do dia e otimizar o desempenho durante os treinos.

Gorduras Saudáveis para Nutrição e Satisfação

Gorduras saudáveis desempenham um papel essencial na absorção de vitaminas lipossolúveis, como A, D, E e K. Além disso, elas são uma fonte concentrada de energia e promovem a saciedade. Incluir fontes saudáveis de gordura, como abacate, azeite de oliva, nozes e sementes, não apenas aprimora o sabor das refeições, mas também ajuda a manter a fome sob controle.

Hidratação: O Elixir da Saúde

A importância da hidratação não pode ser subestimada. A água é essencial para processos metabólicos, regulação de temperatura e saúde da pele. Além disso, beber água antes das refeições pode ajudar a controlar o apetite e reduzir a ingestão calórica total.

Planejamento de Refeições e Porções Adequadas

Planejar suas refeições com antecedência é uma estratégia eficaz para evitar escolhas alimentares impulsivas. Além disso, prestar atenção ao tamanho das porções é crucial para evitar excessos. Praticar a conscientização ao comer e saborear cada mordida pode ajudar a evitar comer em excesso.

Conclusão

A escolha de alimentos adequados é um pilar fundamental na busca por um abdômen definido. Uma dieta rica em nutrientes, com proteínas magras, carboidratos inteligentes e gorduras saudáveis, não apenas apoia a perda de peso, mas também promove a recuperação muscular e a energia sustentável. No próximo capítulo, exploraremos como realizar compras inteligentes e construir uma despensa que sustente suas metas de definição abdominal.

CAPÍTULO 4 - Compras Inteligentes: Construindo sua

Despensa para um Abdômen Definido

O processo de transformação física começa nos corredores do supermercado. Neste capítulo, vamos aprofundar nossa exploração sobre como construir uma despensa que funcione em harmonia com seus objetivos de definição abdominal. O poder de escolher os alimentos certos não apenas influenciará sua capacidade de obter resultados, mas também garantirá que você esteja bem preparado para enfrentar os desafios da sua jornada.

Planejamento de Compras para o Sucesso Duradouro

Antes de ingressar no supermercado, é sábio planejar sua jornada. Uma lista de compras bem elaborada, baseada nas refeições planejadas para a semana, não apenas ajuda a evitar escolhas impulsivas, mas também facilita a busca pelos alimentos certos. Isso economiza tempo e dinheiro e assegura que sua dispensa seja preenchida com ingredientes saudáveis.

Navegando Pelos Corredores com Sabedoria

À medida que você percorre os corredores do supermercado, concentre-se nas seções de alimentos frescos e reais. Priorize frutas e legumes frescos, proteínas magras, produtos lácteos com baixo teor de gordura e carboidratos complexos. Os corredores de alimentos processados podem ser cheios de tentações, mas mantenha seu foco nos ingredientes de qualidade que serão a base da sua dieta.

Escolhendo Fontes de Proteína com Discernimento

A proteína é um componente vital para a definição muscular e a saciedade. Optar por fontes magras de proteína, como frango, peru, peixe, ovos, iogurte grego e tofu, ajuda a reparar e construir tecidos musculares. Essas escolhas também apoiam sua meta de perda de peso, pois proteínas magras mantêm você saciado por mais tempo.

Selecionando Carboidratos de Alta Qualidade

Ao escolher carboidratos, direcione sua atenção para opções integrais e ricas em fibras. Grãos integrais como quinoa, aveia, arroz integral e pães de grãos germinados fornecem energia sustentável, evitando picos de glicose no sangue e ajudando você a se sentir satisfeito por mais tempo. Isso é crucial para manter sua energia durante o dia e otimizar seus treinos.

Incorporando Fontes Saudáveis de Gordura

Gorduras saudáveis são essenciais para a saúde e a definição muscular. Azeite de oliva extra virgem, abacates, nozes e sementes são fontes de gordura que promovem a saciedade e contribuem para a absorção de vitaminas lipossolúveis. Evite gorduras saturadas e trans, comuns em alimentos processados.

Evitando Armadilhas nas Prateleiras

Embora o supermercado ofereça uma variedade tentadora de produtos, nem todos são adequados para seus objetivos. Fique atento a alimentos processados ricos em açúcares adicionados, gorduras saturadas e ingredientes artificiais. A leitura atenta dos rótulos nutricionais é fundamental para identificar produtos de qualidade.

Conclusão

A construção de uma despensa alinhada com seus objetivos de definição abdominal é um passo crítico em sua jornada. Fazer escolhas conscientes e focar em alimentos frescos, proteínas magras, carboidratos de qualidade e gorduras saudáveis garantirá que você tenha os recursos certos para nutrir seu corpo e otimizar seus resultados. No próximo capítulo, vamos explorar a importância de escolher a forma certa de cardio para impulsionar sua busca por um abdômen definido.

CAPÍTULO 5 - A Dança do Cardio: Escolhendo o Melhor Exercício Aeróbico para um Abdômen Definido

No caminho em direção a um abdômen definido, o exercício aeróbico desempenha um papel crucial. Neste capítulo, vamos explorar a importância de escolher o exercício aeróbico certo para impulsionar seus esforços de definição abdominal. Entender os diferentes tipos de cardio, suas vantagens e como incorporá-los em sua rotina de treinamento é fundamental para alcançar seu objetivo com eficiência.

O Papel do Exercício Aeróbico na Definição Abdominal

O exercício aeróbico, também conhecido como cardio, é uma ferramenta poderosa para queimar calorias, melhorar a saúde cardiovascular e contribuir para a perda de gordura geral. Ao incorporar o cardio em sua rotina de exercícios, você cria um déficit calórico, um componente fundamental para reduzir a gordura corporal e revelar a definição muscular que está por baixo.

Cardio de Baixa Intensidade: O Poder da Sustentabilidade

O cardio de baixa intensidade, como caminhadas, ciclismo leve ou natação tranquila, é uma abordagem eficaz para melhorar a capacidade cardiovascular e queimar calorias. Embora seja menos intenso, ele pode ser praticado por períodos mais longos, o que aumenta o gasto calórico total e é gentil com as articulações, tornando-o uma ótima opção para iniciantes.

Intervalos de Alta Intensidade: Acelerando o Metabolismo

Os treinos intervalados de alta intensidade (HIIT) alternam explosões curtas e intensas de exercício com períodos de recuperação ativa. Essa abordagem aumenta a frequência cardíaca, acelera o metabolismo e queima mais calorias em um curto período. Os treinos HIIT também continuam a queimar calorias após o exercício, devido ao chamado efeito pós-exercício.

Cardio Contínuo de Média Intensidade: Equilíbrio Entre Intensidade e Duração

O cardio contínuo de média intensidade, como corrida moderada, ciclismo ou aulas de dança, mantém uma intensidade constante por um período mais longo. Essa abordagem é eficaz para melhorar a resistência cardiovascular, queimar calorias e é menos exigente para o corpo do que o HIIT. É uma ótima opção para quem busca equilíbrio entre intensidade e duração.

Escolhendo o Melhor Cardio para Você

A escolha do melhor cardio depende de vários fatores, incluindo sua condição física, preferências pessoais e metas específicas. Variar os tipos de cardio ao longo da semana pode proporcionar benefícios abrangentes. O ideal é combinar diferentes abordagens para maximizar os resultados e evitar o tédio.

Conclusão

Escolher o exercício aeróbico certo é fundamental para impulsionar sua jornada em direção a um abdômen definido. Seja cardio de baixa intensidade para sustentabilidade, treinos intervalados de alta intensidade para acelerar o metabolismo ou cardio continuo de média intensidade para equilíbrio, cada abordagem traz benefícios únicos. No próximo capítulo, exploraremos como o treinamento de resistência pode ser uma peça-chave na obtenção do abdômen definido que você deseja.

CAPÍTULO 6 - Esculpindo com Resistência: Treinamento para um Abdômen Definido

O treinamento de resistência é um aliado poderoso na busca por um abdômen definido. Neste capítulo, exploraremos como incorporar efetivamente o treinamento de resistência em sua rotina para fortalecer os músculos abdominais, desenvolver uma base muscular sólida e contribuir para a definição desejada. Compreender os princípios do treinamento de resistência e explorar exercícios específicos é fundamental para moldar o corpo que você deseja.

O Papel do Treinamento de Resistência na Definição Abdominal

Enquanto o cardio é crucial para queimar calorias, o treinamento de resistência é o que esculpe e tonifica os músculos, incluindo a região abdominal. Ao construir músculos, você não apenas melhora sua aparência, mas também acelera seu metabolismo, pois músculos consomem mais calorias em repouso.

Princípios do Treinamento de Resistência

Antes de começar, é importante compreender os princípios do treinamento de resistência. Isso envolve variar a intensidade, o volume e a frequência dos exercícios para promover o crescimento muscular. Progressivamente aumentar o peso ou a resistência é fundamental para evitar a estagnação e continuar a desafiar seus músculos.

Exercícios Essenciais para a Região Abdominal

Existem diversos exercícios eficazes para fortalecer a região abdominal. Os tradicionais crunches e sit-ups, quando realizados com técnica adequada, podem ser úteis. Além disso, exercícios de prancha, como prancha frontal, prancha lateral e prancha com elevação de pernas, são excelentes para fortalecer os músculos profundos do core.

Variação e Diversidade de Movimentos

A variação é essencial no treinamento de resistência. Incorporar diferentes tipos de exercícios, como flexões de pernas, levantamentos de pernas suspensas e movimentos oblíquos, permite que você trabalhe todos os músculos abdominais de maneira abrangente. Isso não apenas evita o tédio, mas também garante um desenvolvimento equilibrado.

Forma e Técnica Adequadas

Ao realizar exercícios de resistência, a forma e a técnica adequadas são cruciais. Uma má forma pode levar a lesões e ineficácia. Certifique-se de entender a biomecânica de cada exercício, mantenha a postura adequada e concentre-se na contração muscular durante cada repetição.

Conclusão

O treinamento de resistência é uma ferramenta vital para esculpir um abdômen definido. Ao incorporar exercícios específicos que fortalecem os músculos abdominais e trabalham o corpo como um todo, você cria uma base sólida para sua busca de definição abdominal. No próximo capítulo, exploraremos a importância da recuperação e do descanso para otimizar seus resultados.

CAPÍTULO 7 - Descanso e Recuperação: A Base para um Abdômen Definido Duradouro

Enquanto o exercício e a alimentação adequados desempenham um papel essencial em sua jornada para um abdômen definido, o descanso e a recuperação não devem ser negligenciados. Neste capítulo, exploraremos a importância de dar ao seu corpo o tempo necessário para se recuperar e se regenerar, garantindo assim que seus esforços se traduzam em resultados duradouros e saudáveis.

O Papel da Recuperação na Definição Muscular

A recuperação não é um mero luxo, mas sim uma parte crucial do processo de definição muscular. Durante o treinamento de resistência, seus músculos sofrem pequenas lesões microscópicas. É na fase de recuperação que esses músculos se recuperam e se fortalecem, resultando em crescimento muscular e definição.

Importância do Descanso Adequado

O sono adequado é um dos pilares fundamentais da recuperação. Durante o sono, o corpo libera hormônios importantes para o crescimento muscular e a reparação tecidual. Priorizar um sono de qualidade, com pelo menos 7-9 horas por noite, é essencial para otimizar seus resultados.

Alternância de Treino e Descanso Ativo

Um erro comum é não permitir tempo suficiente para que os músculos se recuperem entre os treinos. Alternar grupos musculares e dar pelo menos 48 horas de descanso antes de trabalhar os mesmos músculos novamente é crucial. Além disso, incorporar dias de descanso ativo, como caminhadas leves ou ioga, ajuda a manter a circulação e promove a recuperação.

Nutrição para Recuperação Muscular

A nutrição também desempenha um papel importante na recuperação. Após o treinamento, consumir uma combinação de proteínas e carboidratos ajuda a repor os estoques de glicogênio e a promover a síntese proteica, essencial para o crescimento muscular. Além disso, a hidratação adequada é vital para a recuperação e a função muscular.

Gerenciamento do Estresse para Recuperação Integral

O estresse crônico pode prejudicar a recuperação e prejudicar seus resultados. Práticas como meditação, respiração profunda e relaxamento ajudam a reduzir os níveis de cortisol, um hormônio do estresse que pode afetar negativamente a recuperação muscular e a perda de gordura.

Conclusão

Nesta jornada de capítulo em capítulo, você explorou os fundamentos para conquistar um abdômen definido de maneira saudável e sustentável. Desde a transformação da mentalidade até a escolha dos alimentos certos, a implementação do exercício adequado e a valorização do descanso, você construiu uma base sólida para alcançar seus objetivos. Agora, é hora de dar o próximo passo é colocar em prática todo o conhecimento adquirido.

CAPÍTULO 8 - Desbravando o Caminho à Frente: Exemplos Práticos para um Abdômen Definido

Neste capítulo final, vamos trazer a teoria à prática, fornecendo exemplos concretos de exercícios, treinos e planos alimentares para apoiar sua busca por um abdômen definido. Ao aplicar essas orientações específicas, você estará mais perto do seu objetivo do que nunca. Lembre-se de que a consistência, o comprometimento e a paciência são os seus maiores aliados.

Crunch Tradicional:

1. Deite-se de costas com os joelhos dobrados e os pés apoiados no chão.
2. Coloque as mãos atrás da cabeça, mas evite puxar a cabeça com as mãos.

3. Contraia os músculos abdominais e levante o tronco em direção aos joelhos, mantendo a lombar no chão.
4. Expire ao subir e inspire ao retornar à posição inicial.

Prancha Frontal:

1. Apoie-se nos antebraços e nas pontas dos pés, formando uma linha reta da cabeça aos calcanhares.
2. Mantenha o abdômen contraído e evite elevar os quadris ou deixar o quadril cair.
3. Mantenha essa posição pelo tempo desejado, focando na estabilidade do core.

Elevação de Pernas Suspensas:

1. Pendure-se em uma barra fixa, mantendo as mãos afastadas na largura dos ombros.
2. Mantenha as pernas retas e juntas.
3. Levante as pernas até que fiquem paralelas ao chão, usando os músculos abdominais.
4. Desça as pernas controladamente sem balançar o corpo.

Prancha Lateral:

1. Apoie-se no cotovelo e na lateral do pé, formando uma linha reta da cabeça aos tornozelos.
2. Mantenha o abdômen contraído e evite deixar os quadris cair ou elevar.

3. Mantenha essa posição pelo tempo desejado, alternando os lados.

Flexão de Pernas na Barra Fixa:

1. Pendure-se em uma barra fixa, mantendo as mãos afastadas na largura dos ombros.
2. Flexione os joelhos e puxe-os em direção ao peito, usando a força dos músculos abdominais.
3. Estenda as pernas novamente de forma controlada.

Bicicleta no Ar:

1. Deite-se de costas com as mãos atrás da cabeça.
2. Levante as pernas, formando um ângulo de 90 graus.
3. Simule o movimento de pedalada no ar, tocando o cotovelo direito no joelho esquerdo e vice-versa.

Elevação de Pernas com Bancada:

1. Deite-se de costas em uma bancada com as pernas retas e pendentes na borda.
2. Levante as pernas em direção ao teto, usando os músculos abdominais.

3. Desça as pernas controladamente sem tocar o
   chão.

Sit-Up com Halteres:

1. Deite-se de costas segurando um halter próximo
   ao peito.
2. Dobre os joelhos e mantenha os pés apoiados no
   chão.
3. Realize um sit-up, levantando o tronco em direção
   aos joelhos enquanto mantém os halteres
   próximos ao peito.

Prancha com Elevação de Quadril:

1. Fique na posição de prancha frontal com os
   cotovelos apoiados.
2. Levante os quadris em direção ao teto, formando
   um "V" invertido.
3. Retorne à posição de prancha e repita o
   movimento.

Sit-Up Russo:

1. Sente-se no chão com os joelhos dobrados e os
   pés apoiados.
2. Segure um peso ou bola com as duas mãos na
   frente do peito.
3. Incline-se para trás ligeiramente e gire o tronco
   para um lado, tocando o peso no chão.
4. Retorne ao centro e repita do outro lado.

Prancha com Toque de Ombro:

1. Fique na posição de prancha frontal com as mãos apoiadas no chão.
2. Toque o ombro esquerdo com a mão direita e depois o ombro direito com a mão esquerda, mantendo o corpo estável.

Crunch Invertido:

1. Deite-se de costas com as pernas estendidas para cima.
2. Levante o quadril do chão, tentando tocar os dedos dos pés com as mãos.
3. Mantenha a contração abdominal e desça controladamente.

Prancha com Elevação de Perna:

1. Fique na posição de prancha frontal com os cotovelos apoiados.
2. Levante uma perna em direção ao teto, mantendo o corpo estável.
3. Retorne à posição inicial e alterne as pernas.

Prancha com Rotação do Quadril:

1. Fique na posição de prancha frontal com os cotovelos apoiados.

2. Gire o quadril para um lado, levando o joelho em direção ao cotovelo.
3. Retorne à posição de prancha e repita do outro lado.

Flexão Lateral com Halteres:

1. Fique em pé segurando um halter com uma mão.
2. Incline-se para o lado oposto ao halter, mantendo o tronco reto.
3. Retorne à posição inicial e repita do outro lado.

Lembre-se de manter uma boa postura, respiração controlada e concentrar-se na contração dos músculos abdominais ao executar esses exercícios. Sempre comece com um aquecimento adequado e ajuste a intensidade de acordo com seu nível de condicionamento físico. Consultar um profissional de saúde ou um personal trainer é recomendado antes de iniciar qualquer novo programa de exercícios.

Exemplo de Treino Semanal 1: Ênfase em Core e Resistência

Segunda-feira: Treino de resistência para todo o corpo (incluindo exercícios abdominais).

Exercícios abdominais incluídos: Crunches, Prancha Frontal, Elevação de Pernas Suspensas.

Terça-feira: Cardio de média intensidade (30 minutos de corrida ou ciclismo).

Quarta-feira: Descanso ativo (caminhada leve, ioga).

Quinta-feira: Treino de resistência focado nas pernas e glúteos (incluindo exercícios abdominais).

Exercícios abdominais incluídos: Prancha Lateral, Flexão de Pernas na Barra Fixa, Sit-Up Russo.

Sexta-feira: Treino de resistência para a parte superior do corpo (incluindo exercícios abdominais).

Exercícios abdominais incluídos: Prancha com Elevação de Quadril, Prancha com Toque de Ombro, Elevação de Perna com Bancada.

Sábado: Intervalos de alta intensidade (20 minutos de treino HIIT).

Domingo: Descanso total.

Exemplo de Treino Semanal 2: Variação de Intensidade e Foco

Segunda-feira: Treino de resistência para todo o corpo (incluindo exercícios abdominais).

Exercícios abdominais incluídos: Crunch Invertido, Prancha com Elevação de Perna, Sit-Up com Halteres.

Terça-feira: Cardio de média intensidade (30 minutos de natação ou aeróbica).

Quarta-feira: Descanso ativo (caminhada leve, ioga).

Quinta-feira: Treino de resistência focado nas pernas e glúteos (incluindo exercícios abdominais).

Exercícios abdominais incluídos: Prancha com Rotação do Quadril, Elevação de Pernas com Bancada, Flexão Lateral com Halteres.

Sexta-feira: Treino de resistência para a parte superior do corpo (incluindo exercícios abdominais).

Exercícios abdominais incluídos: Sit-Up Russo, Prancha Frontal, Crunches.

Sábado: Cardio de alta intensidade (treino de corrida em intervalos).

Domingo: Descanso total.

Exemplo de Treino Semanal 3: Ênfase no HIIT e Flexibilidade

Segunda-feira: Treino de resistência para todo o corpo (incluindo exercícios abdominais).

Exercícios abdominais incluídos: Prancha Frontal, Sit-Up com Halteres, Elevação de Pernas Suspensas.

Terça-feira: Treino HIIT (20 minutos de treino intervalado de alta intensidade).

Quarta-feira: Descanso ativo (caminhada leve, ioga).

Quinta-feira: Treino de resistência focado nas pernas e glúteos (incluindo exercícios abdominais).

Exercícios abdominais incluídos: Prancha Lateral, Flexão de Pernas na Barra Fixa, Prancha com Elevação de Quadril.

Sexta-feira: Treino de resistência para a parte superior do corpo (incluindo exercícios abdominais).

Exercícios abdominais incluídos: Prancha com Toque de Ombro, Elevação de Pernas com Bancada, Crunches.

Sábado: Cardio de média intensidade (30 minutos de caminhada rápida ou ciclismo).

Domingo: Descanso total.

Lembre-se de ajustar a intensidade, a duração e os exercícios de acordo com suas necessidades e capacidades individuais. A variedade nos treinos ajuda a manter o interesse e a promover um desenvolvimento abrangente. Sempre priorize a técnica correta e consulte um profissional de saúde ou um personal trainer antes de começar qualquer programa de exercícios.

15 exemplos de refeições saudáveis para diferentes momentos do dia:

Café da Manhã:

1. Smoothie de banana, espinafre, aveia, iogurte e uma colher de chia.
2. Tapioca recheada com queijo cottage, peito de peru e tomate.
3. Panquecas de aveia com frutas frescas e um fio de mel.

Almoço:

1. Filé de peito de frango grelhado com arroz integral e legumes no vapor.
2. Salada de quinoa com legumes coloridos, abacate e grão-de-bico.
3. Wrap de peru, queijo feta, espinafre e tomate.

Lanche da Tarde:

1. Mix de castanhas, amêndoas e frutas secas.
2. Hummus com palitos de cenoura, pepino e aipo.
3. Um punhado de morangos com uma porção de iogurte natural.

Jantar:

1. Peixe branco ao forno com batata-doce assada e aspargos.
2. Tofu grelhado com quinoa, brócolis e molho de tahini.
3. Frango ao curry com arroz basmati e legumes salteados.

Ceia:

1. Um copo de leite de amêndoas com uma fatia fina de pão integral e abacate.
2. Cottage com mel e algumas nozes.
3. Um pedaço de queijo ricota com uma fatia de abacaxi.

Lembre-se de que uma alimentação equilibrada inclui uma variedade de nutrientes, como proteínas magras, carboidratos complexos, gorduras saudáveis, fibras e vitaminas. Personalize suas refeições de acordo com suas preferências e necessidades nutricionais, e consulte um nutricionista para obter orientações específicas para sua situação individual.

10 receitas saudáveis e nutritivas que você pode fazer em casa:

Salada Colorida:

1. Lave e corte uma variedade de folhas verdes.
2. Adicione legumes crus ou cozidos, como cenoura ralada, tomate, pepino e pimentão.
3. Acrescente grãos cozidos, como quinoa ou lentilhas.
4. Adicione uma fonte de proteína magra, como peito de frango grelhado ou grão-de-bico.
5. Tempere com azeite de oliva, limão, sal e pimenta.

Omelete de Legumes:

1. Bata os ovos em um recipiente.
2. Em uma frigideira antiaderente, refogue espinafre, tomate e cogumelos cortados.
3. Despeje os ovos batidos na frigideira sobre os legumes.
4. Cozinhe até que a omelete esteja firme e depois dobre ao meio.

Smoothie de Frutas:

1. Misture no liquidificador banana, morango, abacate, iogurte ou leite vegetal.
2. Adicione gelo se preferir mais espesso.
3. Opcional: adicione um pouco de mel ou adoçante natural.

Quinoa com Vegetais:

1. Cozinhe a quinoa de acordo com as instruções da embalagem.
2. Refogue brócolis, cenoura, pimentão e outros legumes de sua escolha.
3. Misture os legumes refogados à quinoa cozida.
4. Tempere com azeite, sal, pimenta e ervas a gosto.

Peito de Frango Grelhado:

1. Tempere os peitos de frango com sal, pimenta e suas ervas favoritas.
2. Grelhe os peitos de frango em uma grelha ou frigideira até que estejam cozidos por completo.

Wrap de Frango ou Vegetariano:

1. Cozinhe o frango, caso seja a opção escolhida.
2. Coloque o frango ou os legumes refogados em uma folha de alface grande.
3. Adicione molho saudável, como guacamole ou iogurte temperado.
4. Dobre as laterais da folha de alface e enrole.

Salmão Assado:

1. Tempere o filé de salmão com ervas, azeite, suco de limão, sal e pimenta.
2. Asse no forno pré-aquecido a 180°C por cerca de 15-20 minutos, ou até que o salmão esteja cozido.

Tofu Mexido:

1. Esprema o excesso de água do tofu e corte em cubos.
2. Refogue legumes como cebola, pimentão e espinafre em uma frigideira.
3. Adicione o tofu aos legumes e tempere com cúrcuma, sal, pimenta e outros temperos de sua escolha.

Aveia Nutritiva:

1. Cozinhe a aveia com água ou leite, seguindo as instruções da embalagem.
2. Adicione frutas frescas picadas, nozes e sementes, como chia ou linhaça.

Feijão com Arroz Integral:

1. Cozinhe o arroz integral e o feijão separadamente.

2. Misture o arroz e o feijão cozidos, temperando com alho, cebola, sal e azeite.

Lembre-se de adaptar as receitas às suas preferências pessoais e necessidades nutricionais.

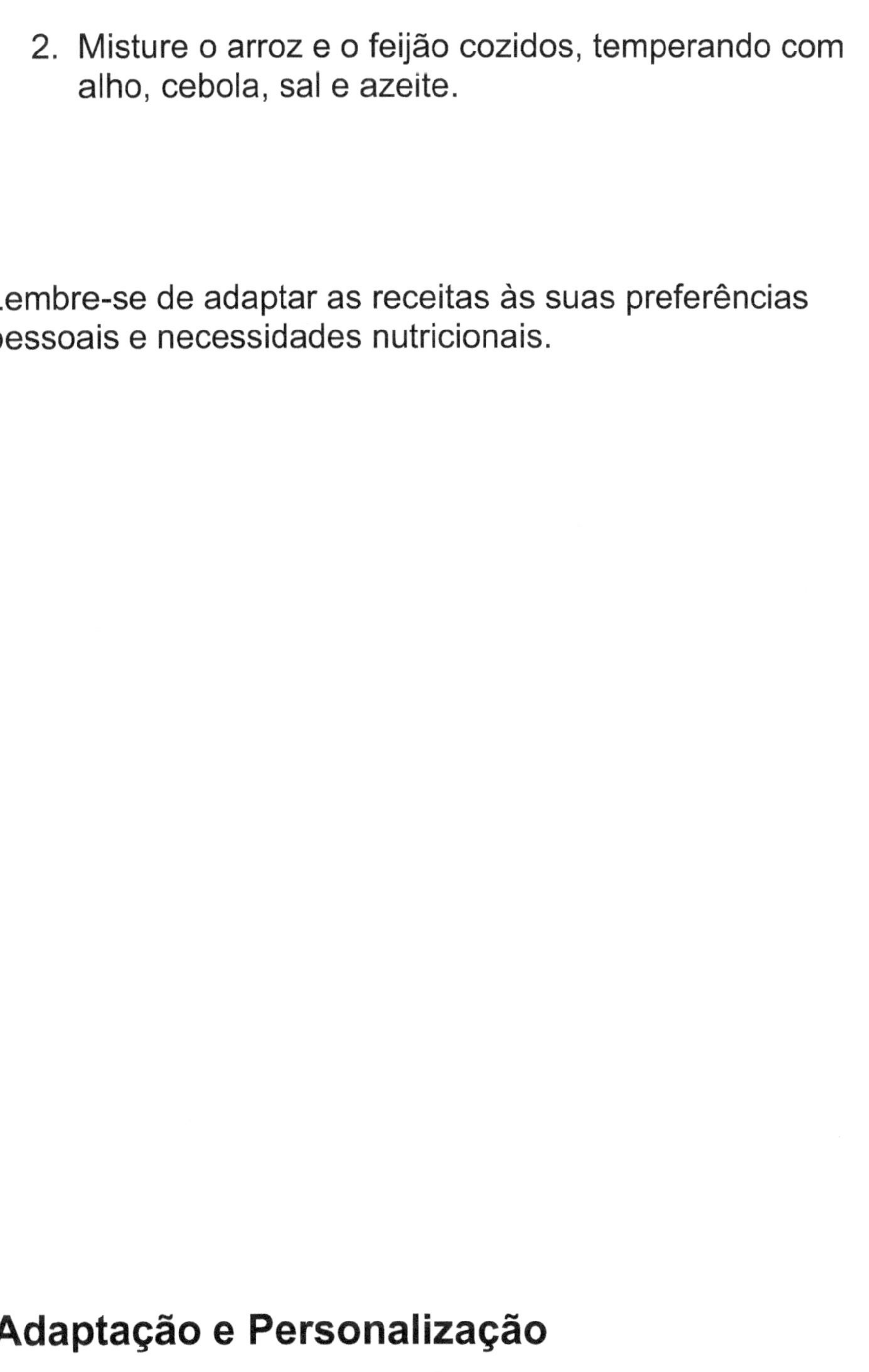

Adaptação e Personalização

Lembre-se de que esses exemplos são apenas orientações gerais. É importante adaptar os exercícios, treinos e plano alimentar de acordo com sua condição física, objetivos e preferências. Consultar um profissional de saúde ou um personal trainer é recomendado antes de iniciar qualquer programa de exercícios ou dieta.

CONCLUSÃO: COMECE HOJE

A busca por um abdômen definido requer comprometimento, paciência e consistência. Agora que você possui o conhecimento necessário, é hora de agir. Lembre-se de que cada passo que você dá em direção a um estilo de vida saudável e ativo é um passo em direção ao corpo que você deseja. Com determinação e foco, você está preparado para alcançar o sucesso e desfrutar dos benefícios de uma vida mais saudável e definida.

AGRADECIMENTOS FINAIS

Chegamos ao fim desta jornada em busca de um abdômen definido e de uma vida saudável. A cada capítulo exploramos os pilares fundamentais que compõem esse objetivo: a mentalidade positiva, a mudança de estilo de vida, a alimentação equilibrada, o treinamento inteligente, o descanso essencial e a dedicação contínua.

Queremos expressar nossa gratidão a todos os leitores que se comprometeram com essa leitura e com o desejo de melhorar sua saúde e bem-estar. Cada passo que você deu na direção de um estilo de vida saudável é um passo em direção a uma vida mais plena, energética e realizada.

Agradecemos aos profissionais de saúde, nutricionistas e personal trainers que dedicam seu conhecimento e experiência para ajudar pessoas a alcançar seus objetivos. Seu trabalho é essencial para orientar e capacitar indivíduos a trilharem o caminho da saúde.

Por fim, lembre-se de que a jornada nunca termina. Manter um abdômen definido e uma vida saudável é uma prática contínua. Continue aplicando o que aprendeu, adaptando-se às mudanças e celebrando suas conquistas, grandes ou pequenas.

Nossos votos são para que você alcance seus objetivos, construa um corpo forte e saudável, e desfrute de uma vida plena e equilibrada. Agradeça a si mesmo pelo compromisso e lembre-se de que cada escolha positiva é um passo em direção a um futuro mais brilhante.

Com gratidão e sucesso,

Luiz Eduardo

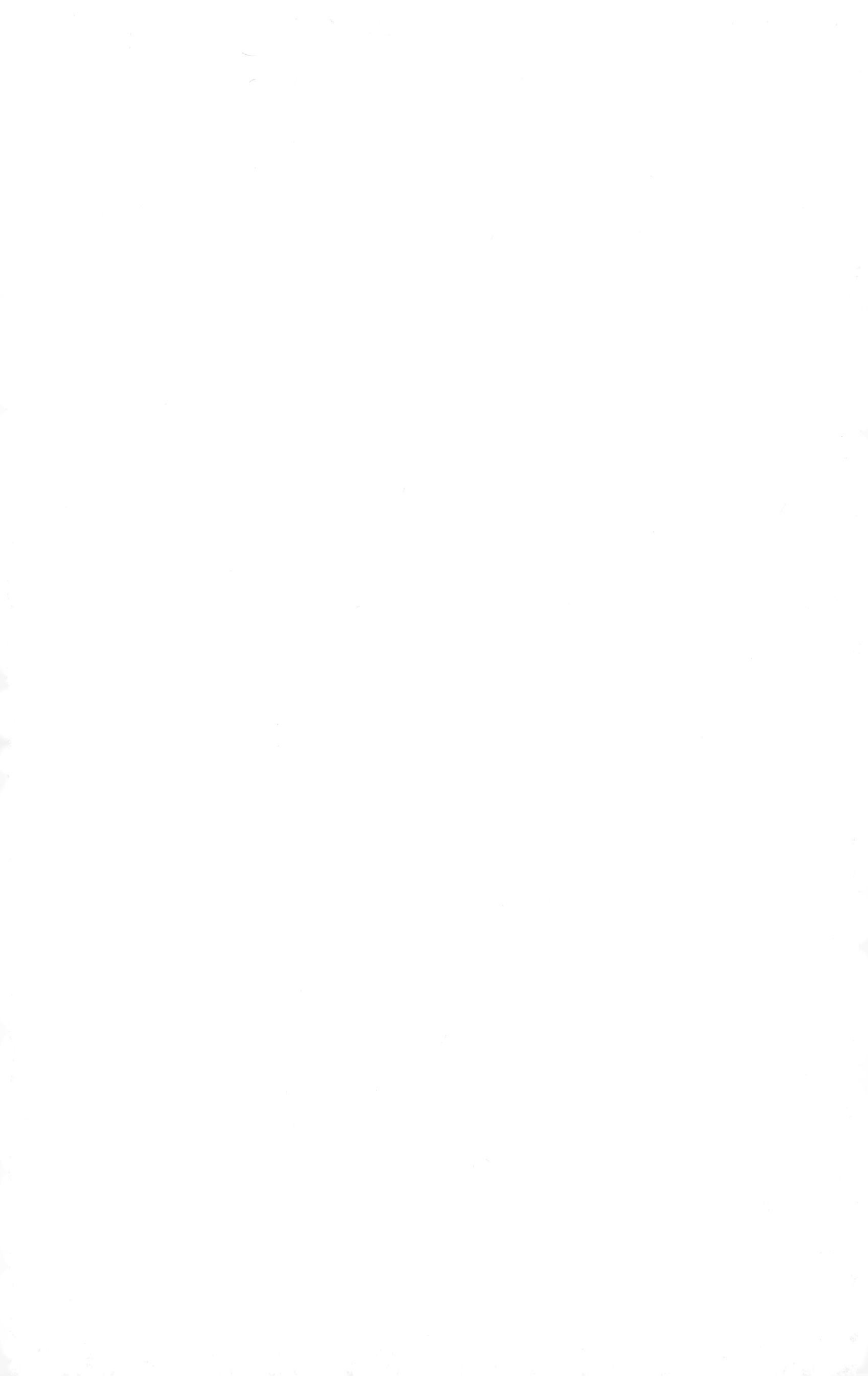